AF454680

LA
CRÉMATION DES MORTS
EN ITALIE

PAR

Le Docteur Prosper DE PIETRA SANTA

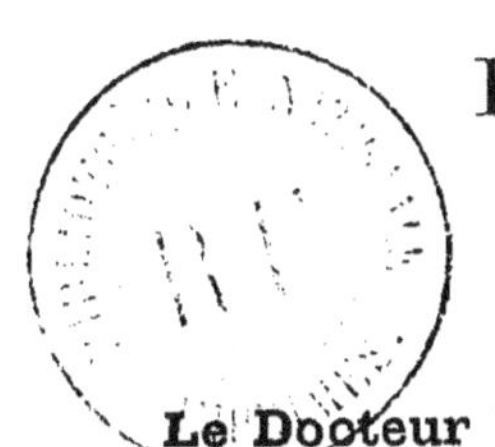

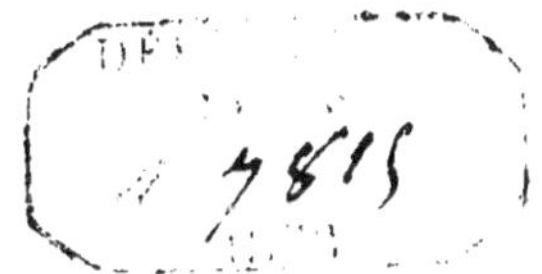

PARIS

J.-B. BAILLIÈRE ET FILS, LIBRAIRES
Rue Hautefeuille, 19

1873

Extrait de L'UNION MÉDICALE (Troisième série)

Septembre 1873

LA

CRÉMATION DES MORTS

EN ITALIE

Lettre à Monsieur Amédée Latour

Rédacteur en chef de l'Union Médicale

La question de l'Incinération des cadavres, crémation (1) des morts, posée au Congrès médical international de Florence par les professeurs Coletti et Castiglioni, au nom de la santé publique et de la civilisation, et favorablement accueillie par un vote unanime de l'assemblée (2), vient d'entrer en pleine voie d'expérimentations, grâce aux recherches de savants très-distingués, le docteur Giovanni Polli (de Milan), le docteur Paolo Gorini (de Lodi), le professeur Brunetti (de Padoue).

Pour encourager ces intéressantes études, en leur donnant une direction plus pratique, l'Institut royal des sciences et lettres de Lombardie a rédigé le programme pour le prix Secco-Comneno (quinquennal, 1877) en ces termes :

« Indiquer une méthode de crémation des cadavres que l'on puisse substituer au mode actuel
« d'inhumation, afin de préparer les voies (*spianare la via*) à cette réforme hygiénique. Il s'agit
« de démontrer, au moyen de bons arguments appuyés (*avvalorati*) par des expériences sur les
« animaux, que la méthode est exempte d'inconvénients, qu'elle est expéditive, économique,
« de nature à respecter et les us et coutumes civils, et les convenances sociales. »

Comme votre article « *Les Morts,* » publié dans l'Union Médicale du 3 novembre 1868, a joué un rôle important dans les nombreuses controverses qui se sont élevées en Italie sur

---

(1) De *cremare* (brûler). On l'emploie par opposition à inhumation. (Littré.)

(2) « Le Congrès émet le vœu que, par tous les moyens possibles, on tâche d'obtenir légalement, dans l'intérêt des lois de l'hygiène, que l'incinération des cadavres soit substituée au système actuel de l'inhumation. » (1869.) — Vote conforme au Congrès de Rome (1871).

ce sujet, à l'ordre du jour de la discussion scientifique (1) et de l'étude expérimentale (2) et administrative (3), permettez-moi de le reprendre *ab ovo*, et de l'envisager sous toutes ses faces.

Les détails, même les plus minutieux, ne doivent pas être dédaignés lorsqu'on se trouve en présence d'une réforme qui intéresse au plus haut point et l'hygiène publique, et la famille, et la société tout entière.

I

Dans tous les temps, sous toutes les civilisations, et chez tous les peuples, la question : « Que faire des morts? » a été l'objet des plus vives préoccupations des législateurs.

Le culte des morts est d'autant plus respectable et pieux, qu'il se base sur les sentiments spiritualistes de l'immortalité de l'âme et de la vie future; aussi avez-vous eu grandement raison de dire que ce culte « console, fortifie et moralise. »

La terre étant le réservoir commun des sources de la vie, par une loi nécessaire et fatale de la nature, tout ce qui a vécu doit mourir; et tout ce qui meurt doit se transformer en nouveaux principes de vie.

Du moment où l'âme s'envole vers les espaces éthérés, la partie matérielle de l'homme, composée de divers éléments empruntés primitivement à la terre, retourne à cette même masse du globe, afin de constituer de nouvelles couches de sol, fécondes pour la végétation générale et pour l'alimentation d'une série d'êtres d'ordre inférieur ; elle continue donc à vivre sous d'autres formes.

Tout est métamorphose dans la nature ; la matière première est toujours la même ; seule-

(1) Docteur F. Coletti. *Memoria sulla incinerazione dei cadaveri.* Lettura all' Academia di scienze e lettere di Padova, 1857.

Prof. Goffarelli. *Discorso sullo stesso argomento.* Società del Libero pensiero di Firenze, 1871.

Docteur Du-Jardin. *Studij e proposte sulla cremazione.* (*La Salute*, anno III, n° 9).

Docteur G. Pini. *La cremazione dei cadaveri.* (*Gazetta di Milano*, 26 et 27 septembre, 9 décembre 1872.)

Docteur G. Polli. *Sulla incinerazione dei cadaveri.* Lettura all' Instituto R. Lombardo. Agosto, 1872.

Docteur Rota (di Chiari). *L'incinerazione dei cadaveri è ammissible?* 1872.

G. B. Ayr. *La cremazione e l'igiene.* (*Annali di chimica applicata alla medicina*, décembre 1872.)

Prof. Castigloni. *Propositions au Congrès de Florence*, 1869.

Prof. O. Grandesso-Silvestri. *Dell' incinerazione dei cadaveri.* (*Gazetta medica italiana, provincie Venete*, octobre 1872.)

Docteur Louis Brunetti. *Cremazione dei cadaveri*, 1873.

Docteurs Borgiotti, Sonsino, Bertoni, Ercolani. Articles divers sur ce sujet.

Docteur Musatti (de Venise). Conférence, 1873.

Prof. Silvestro Zinno (de Naples). Conférence, 1873.

Docteur Caffe. Articles divers in *Journal des connaissances médicales.*

(2) Expériences du docteur Polli au Gazomètre de Milan; du docteur Gorini dans son laboratoire de Lodi; du professeur Brunetti.

(3) Propositions de M. Amati au Conseil municipal de Milan. Commission instituée au ministère de l'intérieur pour modifier en ce sens le Code sanitaire du royaume.

ment, elle se perpétue sous des formes toujours nouvelles (1). C'est la transformation des êtres vivants, que reconnaît et préconise l'antique doctrine de Pythagore.

« L'homme décomposé dans ses éléments simples transmigre dans une jacinthe odorante, dans une rose vermeille, dans une belle Vénus de Médicis, dans un superbe Apollon du Belvédère, parce que tous les éléments qui le constituaient peuvent être assimilés par tous ces êtres vivants : immortel au milieu de ces métamorphoses indéfinies, il pourra donc vivre ainsi dans des myriades d'êtres et jouir de l'arcane mais véritable métempsycose pythagoricienne. » (J. B. Ayr.)

Envisagée dans le sens chimique, la métempsycose est donc une loi naturelle de la dernière évidence; nous verrons par la suite que cette loi est aussi hygiénique que bienfaisante.

Dès que l'organisme humain est livré à lui-même, à l'état de cadavre, il subit immédiatement l'action des lois physiques et chimiques qui réduisent ses éléments constitutifs à des combinaisons plus simples, c'est-à-dire : de l'eau, des gaz (parmi lesquels dominent l'acide carbonique, l'hydrogène carboné, l'ammoniaque), des sels minéraux (chaux, magnésie, potasse, soude, oxyde de fer). Par la combinaison de ces diverses bases avec les acides phosphorique et carbonique, il se forme des sels spéciaux et parfaitement déterminés (carbonates et phosphates de chaux, de magnésie, etc.). Ces éléments généraux, eau et matières solides, sont, dans le corps humain, dans la proportion de 75 et 25 pour 100.

Les gaz sont utilisés par la végétation, qui se les assimile au moyen du feuillage des plantes : les sels, réduits en cendres, se combinent avec la terre et la fécondent, de la manière la plus heureuse, en arrivant aux racines des végétaux.

II

L'enterrement des corps s'est tout d'abord imposé comme une nécessité sociale, comme une loi de nature du premier ordre, car il fallait rendre à la terre, sous peine de la stériliser, les phosphates, les carbonates, et tous les éléments fécondants que contenaient nos cadavres.

C'est par des sentiments d'affection, pour obéir à des principes religieux, ou pour se conformer à certains préceptes d'hygiène générale, que l'homme a tenté parfois de soustraire sa dépouille mortelle à cette loi providentielle de la décomposition lente et putride des corps.

Considérée dans la série des siècles, la pratique des embaumements (par momification) doit être regardée comme un fait exceptionnel, circonscrit, et spécial à la civilisation égyptienne.

Vous avez formulé contre elle l'objection la plus péremptoire : « Si l'humanité eût depuis « trois mille ans adopté l'usage égyptien de l'embaumement des cadavres, il est à peu près « certain que les morts auraient aujourd'hui déplacé les vivants, et qu'il n'existerait pas le « plus petit coin de terre qui ne fût occupé par une momie. »

Je ne dirai rien de l'embaumement par les procédés modernes, des plus simples aux plus

_____

(1) L'homme doit mourir et se décomposer de toute nécessité, pour donner lieu à d'autres êtres vivants. Dans cette transformation des êtres vivants réside l'ordre de nature. La mort et la décomposition des fleurs, des plantes et des animaux sont indispensables à la vie d'autres êtres vivants qui viendront après. (J.-B. Ayr.)

perfectionnés, parce qu'en raison de leur cherté même, ils ne sont employés que dans des circonstances relativement très-rares, et dans lesquelles la mode, la vanité, l'ostentation jouent le rôle principal.

En admettant que l'inhumation dans la terre des corps morts soit le seul mode possible et pratique, il est indispensable de rendre à l'agriculture, au bout d'un temps donné, les terrains consacrés aux sépultures.

« La raison, la prévoyance, l'hygiène exigent que l'on revienne au système des cimetières « temporaires (à roulement; fermés au bout de quarante ans, et dix ans après la dernière « inhumation rendus à la culture).

« Prétendre établir des nécropoles éternelles est une utopie que l'inexorable nécessité « détruira toujours. » (Am. LATOUR).

Il est inutile d'insister sur les nombreux inconvénients qui résultent de l'inhumation des cadavres, au double point de vue de la salubrité de l'air et des eaux potables.

Malgré les règlements de police déterminant les conditions spéciales qui doivent présider à l'installation et à l'ouverture des cimetières, malgré toutes les précautions, il n'en est pas moins constant que les cadavres agglomérés sur un point deviennent pour les habitations circonvoisines des foyers d'infection.

Par le fait de la décomposition lente des parties organiques, il se répand dans l'air des effluves malsains et méphitiques, qui le corrompent et souillent sa pureté naturelle.

L'orientation réclamée par les arrêtés municipaux (1) n'a qu'une médiocre importance dans les pays qui se trouvent en dehors des vents constants, réguliers ou périodiques.

Quant aux infiltrations malfaisantes des cours d'eaux, elles ont plus d'une fois porté la contagion et la mort dans des bourgades importantes.

Je me bornerai à citer l'exemple des hameaux de Rotondella et de Bollita, dont les cimetières, placés sur un plan élevé, au haut d'une colline boisée (au delà des limites réglementaires), paraissaient installés dans les conditions hygiéniques les plus favorable. Malheureusement, au bas de la colline émergeaient les sources destinées aux usages journaliers des habitants, et comme ces sources étaient le produit des eaux pluviales qui, répandues sur la surface des deux cimetières, avaient filtré au travers des couches de terre et s'étaient imprégnées des principes cadavériques qu'elles avaient rencontrés sur leur route, il arriva un jour que les eaux potables ainsi contaminées produisirent une effroyable épidémie.

III

Que nous apprend l'histoire de l'antiquité au sujet de la crémation? Chez tous les peuples, non-seulement la méthode de l'incinération est en raison directe de leur civilisation, mais encore elle constitue un honneur suprême rendu aux héros, aux grands hommes, et n'exclut ni l'ensevelissement dans la terre, ni l'érection de tombeaux destinés à perpétuer leur mémoire.

Homère nous donne à ce sujet, dans l'*Iliade*, les détails les plus circonstanciés, et je ne

---

(1) Hors de la direction des vents qui soufflent d'ordinaire vers les habitations.

puis résister au plaisir de transcrire ici, d'après la traduction de Giguet, les passages consacrés aux funérailles de Patrocle et d'Hector :

« Les seuls guerriers chargés des soins funèbres restent autour de Patrocle et amoncellent le bois. Ils dressent un bûcher de 100 pieds dans tous les sens, et au faîte, le cœur plein de tristesse, ils déposent le cadavre. Ils écorchent ensuite et préparent nombre de succulentes brebis et de bœufs au pas lent. Achille en ôte la graisse, dont il couvre les corps des pieds à la tête et, à l'entour, il entasse le reste des chairs. . . . . . puis il anime contre le bûcher la force indomptable du feu pour qu'elle s'en repaisse.

« A la prière d'Achille, Zéphire et Borée soufflent toute la nuit, et toute la nuit la flamme, en poussant des gémissements sinistres, consume le bûcher et les morts; à l'aurore, elle s'affaisse.

« Les rois achèvent de l'éteindre, et ils rassemblent les ossements de Patrocle qu'ils renferment, revêtus d'une double enveloppe de graisse, dans l'urne d'or qu'a donnée Thétis; enfin, ils amoncellent la tombe qui doit les recevoir. »

« Lorsque Priam eut ramené dans la ville la dépouille ensanglantée d'Hector, il adresse ses ordres aux Troyens pour amener du bois dans la ville..... Il dit, le peuple place sous le joug les bœufs et les mulets et se rassemble devant les murailles. Pendant neuf jours ils amoncellent une immense quantité de bois. Lorsque la dixième aurore apporte la lumière aux mortels, les Troyens éplorés enlèvent l'audacieux Hector, posent son cadavre au faîte du bûcher, et font briller la flamme. Le jour suivant, le peuple se réunit autour du bûcher.....; avec le vin, ils éteignent le bûcher partout où s'est promenée la flamme; alors les frères, les amis du héros, en gémissant, le visage inondé de larmes abondantes, recueillent ses ossements, les renferment dans une urne, l'enveloppent de voiles sombres d'un riche tissu, et la descendent dans une fosse profonde, qu'ils recouvrent de larges et fortes pierres; enfin, ils élèvent la tombe et placent autour des sentinelles. »

Les premiers habitants du Latium incinéraient leurs cadavres, et cette coutume est clairement énoncée par Virgile au XI° livre de l'*Énéide* : « Les malheureux Latins dressent d'innombrables bûchers; une partie de leurs corps est enfouie dans la terre; une autre partie est transportée dans les champs voisins, et déposée dans la ville. Le reste, vaste monceau amassé par le carnage, est brûlé pêle-mêle et sans honneur (1).

Chez les Orientaux, Artémise, femme de Mausole, roi de Carie, fait incinérer son cadavre, boit une partie des cendres dans le vin, et dépose le reste dans un sépulcre, appelé depuis mausolée, qui, par sa magnificence, devint l'une des merveilles du monde.

IV

Les Hébreux ont-ils connu et pratiqué la crémation?

Dans un article publié par la *France médicale*, M. le docteur Lapeyrère (pour combattre les dangers que feraient courir à la santé publique les milliers de cadavres victimes de la

----

(1) Noc minus et miseri diversa in parte Latini, etc.

guerre) proposait la crémation, « ce mode impopulaire dans notre civilisation chrétienne,
« mais devant lequel les Hébreux, nos pères en religion, n'hésitaient pas, en vue de prévenir
« la contagion. »

Le docteur Dechambre (in *Gazette hebdomadaire*, 1870) ne trouve pas bien établie cette
intention de prophylaxie chez les Hébreux, et il doute même qu'ils aient jamais incinéré leurs
morts.

Permettez-moi de vous communiquer les résultats des recherches que j'ai entreprises au
sujet de ces opinions divergentes.

L'assertion historique du docteur Lapeyrère me paraît indubitable : non-seulement les
Hébreux ont connu la crémation des cadavres, mais encore ils considéraient cette pratique
comme un acte de vénération, un témoignage d'honneur, de reconnaissance publique. Je puis
vous citer des textes de la plus grande précision :

« Vous avez violé la sainteté de votre demeure, dit Ézéchiel, par la multitude de vos ini-
quités et par les injustices de votre commerce, c'est pourquoi *je ferai sortir du milieu de vous
un feu qui vous dévorera*, et je vous *réduirai en cendres* sur la terre, aux yeux de tous ceux
qui vous verront (1). »

On lit dans le livre des Rois :

« Les habitants de Jabès de Galaad ayant appris le traitement que les Philistins avaient fait
à Saül, tous les plus vaillants d'entre eux sortirent, marchèrent toute la nuit, et ayant pris les
corps de Saül et de ses enfants, qui étaient sur la muraille de Bethsan, ils revinrent à Jabès
de Galaad, où ils *les brûlèrent*. Ils prirent leurs os, les ensevelirent dans le bois de Jabès, et
ils jeûnèrent pendant sept jours (2). »

Comme les corps des rois d'Israël étaient brûlés en signe de vénération, le prohète Jérémie
s'adressant à Sédécias, roi de Juda dans Jérusalem, s'écrie :

« Voici ce que le Seigneur vous dit : Vous ne mourrez point par l'épée, mais vous mourrez
en paix, et l'on *brûlera votre corps* comme l'on *a brûlé les corps* des rois vos prédécesseurs (3). »

Par contre, lorsqu'il s'agit de l'impie roi Joram :

« Il mourut donc d'une horrible maladie, et le peuple ne lui rendit point dans sa sépulture
les honneurs qu'on avait rendus à ses ancêtres, *en brûlant son corps* suivant la coutume (4). »

---

(1) In multitudine iniquitatum tuarum et iniquitate negotiationis tuæ polluisti sanctificationem meam :
producam ergo ignem de medio tui, qui comedat te, et dabo te in cinerem super terram, in conspectu
omnium videntium te. (Ezechiel, chap. XXVIII, vers. 18.)

(2) Tulerunt cadaver Saül et cadavera filiorum ejus..... Veneruntque Jabes et combusserunt ea ibi et
tulerunt ossa eorum et sepelierunt in nemore Jubes..... (Rois, liv. I, chap. XXXI, vers. 12, 13.)

(3) Non morieris in gladio, sed in pace morieris, et secundum combustiones patrum tuorum regum
priorum qui fuerunt ante te sic comburent te. (Jérémie, chap. XXXIV, vers. 5.)

(4) Non fecit ei populus secundum morem combustionis exequias sicut fuerunt majoribus ejus. (Paralipomènes, liv. II, chap. XXI, vers. 19.)

Dans ce même livre des Paralipomènes, au chapitre XVI, vers 14, les funérailles d'Asa sont décrites en ces termes :

« Il fut enterré dans le sépulcre qu'il s'était fait faire en la ville de David, et on le mit sur son lit tout rempli d'odeurs et de parfums les plus excellents....., et ils *brûlèrent sur lui* avec beaucoup de faste et de vanité. »

D'autre part, je pense, avec le docteur Dechambre, que ce n'est pas à des considérations d'hygiène que l'on doit attribuer la pratique de la comburation des cadavres ; il n'en est fait aucune mention dans les diverses circonstances ci-dessus énoncées, pendant que les précautions hygiéniques à prendre sont nettement indiquées lorsqu'il s'agit des animaux.

« Car les corps des animaux dont le sang est porté par le Pontife dans le sanctuaire pour l'expiation du péché, sont *brûlés hors du camp* (1).

« Et tout le reste du corps, il les *emportera hors du camp,* dans un lieu net où l'on a accoutumé de répandre les cendres, et il les *brûlera sur du bois* où il aura mis le feu, afin qu'ils soient consumés *au lieu où les cendres sont jetées* (2). »

On voit au chapitre VIII du Lévitique que « Moïse l'égorgea (le veau) et en prit le sang, il y trempa son doigt et en mit sur les cornes de l'autel, tout alentour, et l'ayant ainsi purifié et sanctifié, il répandit le reste du sang au pied de l'autel. Il fit brûler la graisse qui recouvre les entrailles, la taie du foie, et les deux reins....., et il *brûla le veau hors du camp,* avec la peau et la chair, et la fiente, comme le Seigneur l'avait ordonné. »

Les mêmes préoccupations se révèlent dans ces deux autres passages de l'Exode et du Livre des Rois :

« Il le mit (le veau) dans le feu et le réduisit en poussière (3).

« Il emporta leur poussière (des vases et des objets qui avaient servi au temple de Baal) à Béthel (4). »

Afin de pouvoir brûler entièrement les victimes expiatoires offertes au Seigneur, Salomon avait fait construire des autels exprès appropriés à ces holocaustes (de ολος, entier, et καιω, brûler).

V

Les Romains commencèrent par incinérer leurs morts, à l'exemple des anciens peuples d'Italie ; mais peu à peu, sous prétexte d'honorer les ancêtres, ils ensevelirent leurs dépouilles mortelles dans les villes et conservèrent les momies dans leurs propres habitations.

Une peste meurtrière s'étant abattue sur Rome, trois de ses plus illustres citoyens se transportèrent en Grèce pour étudier le nouveau Code, et formuler, au nom de la santé publique, les ordonnances qui devaient prévenir les inconvénients de l'infection cadavérique.

---

(1) Horum animalium corpora cremantur extra castra. (Épître aux Hébreux, chap. XIII, vers. 11.)
(2) In loco effusorum cinerum cremabuntur. (Lévitique, chap. IV, vers. 12.)
(3) Combussit et contrivit usquè ad pulverem. (Exode, chap. XXXII, vers. 20.)
(4) Et tulit pulverem eorum in Bethel (Rois, liv. IV, chap. XXIII, vers. 4.)

Les lois des XII Tables contiennent la santion de ces heureuses réformes :

« Hominem mortuum in urbe ne sepelito, neve urito.

« Rogum custumve novum proprius sexagenta pedes ne adiscito cœdes alienas, invito domino.
« Hoc plus ne facito, rogum ascia ne polito. »

Il n'est ici question que du bûcher; l'exhumation et l'érection des tombeaux sont passées sous silence.

Parmi les exemples de crémation, je me borne à citer celui de Sylla (par une disposition testamentaire expresse), celui de Pompée (ses cendres, rapportées d'Égypte, furent placées par Cornélie, sa femme, dans un tombeau de sa villa, près Albe), ceux des Césars, jusqu'aux Antonins.

Pendant la période de la décadence de l'Empire, les cérémonies funèbres se modifièrent comme toutes les autres institutions politiques et sociales.

En résumé, chez les Romains, la crémation, qui n'a été ni constante ni obligatoire, paraît avoir eu deux buts essentiels :

1° Mettre les dépouilles mortelles à l'abri des profanations de sépulture;

2° Conserver les cendres, et faire revivre au sein du foyer domestique le souvenir de ceux qui en avaient été la joie et l'honneur.

Cette pratique (1) civile, honorifique, dérivait si peu d'une préoccupation d'hygiène, qu'on dressait quelquefois des bûchers aux mânes, comme on fit pour les mânes de Thessalie après le désastre de Pharsale. La pratique vraiment religieuse, c'était l'inhumation, puisqu'elle seule ouvrait aux mânes les portes de l'enfer.

Au moment de l'apparition du christianisme, la sépulture était donc seule mise en usage dans toute la Péninsule italique. Les premiers chrétiens repoussèrent l'incinération avec d'autant plus d'énergie que les païens y attachaient l'idée, non-seulement de la purification physique, mais aussi de la purification morale.

VI

La crémation des cadavres et la conservation de leurs cendres devraient donc, par toutes sortes de raisons, se substituer au mode actuel d'ensevelissement, puisque avec elles, sans offenser l'hygiène et la religion, l'on peut honorer la mémoire de ceux qui ne sont plus.

La crémation imite parfaitement l'œuvre de la nature; ce que celle-ci produit lentement par des voies obliques, par l'intermédiaire d'émanations infectes, de résidus putréfiés, la comburation l'accomplit avec rapidité et sans dangers, ne laissant à la surface de la terre qu'une petite masse de cendres, qu'il est facile de recueillir et de conserver.

Avant de décrire les expériences Polli, Gorini et Brunetti, que j'ai mentionnées plus haut, je désire vous faire connaître, d'après la *Gazette de Milan*, le récit fait par le docteur

(1) Pour rendre la comburation plus rapide, les grands de Rome étaient enveloppés dans un linceul d'amianthe.

G. Pini d'une crémation opérée à Florence, sur les bords de l'Arno, remplaçant, pour la circonstance, les fleuves sacrés de l'Inde : le Gange, le Kishna ou le Tumma :

« A minuit sonnant fut apportée la dépouille mortelle de S. A. le prince indien Rajach de Kellapore.

Le bûcher consistait en une pile de bois de 1 mètre 50 centimètres carrés, fixée et retenue au sol par sept barres de fer de 8 mètres de longueur ; un second tas de bois était épars sur le sol.

Après certaines cérémonies religieuses, le bûcher fut saupoudré de camphre et d'aromes, puis on déposa à la partie supérieure le corps entièrement enduit de naphtaline pure (la figure était cachée par un masque de matière onctueuse et tous les membres recouverts de matières résineuses, de feuilles de bétel, de parfums, de poudre de bois de sandal).

On recouvrit alors le corps d'autres morceaux de bois, alternés avec des matières inflammables, puis le plus proche parent du prince mit le feu au bûcher.

Quoique la flamme fût alimentée par un vent impétueux, le cadavre était à peine consumé à sept heures du matin ; à dix heures, le feu étant presque éteint, il ne restait plus sur place qu'un monceau de cendres.

Le prêtre indien en recueillit une petite quantité au centre du bûcher ; le reste fut jeté au vent dans la direction du cours de l'Arno. »

Vous comprenez parfaitement que ce procédé, aussi long que dispendieux, ne serait pas de nature à vulgariser parmi nous la méthode de l'incinération.

C'est au gazomètre de Milan que le docteur Polli a fait sa première expérience.

Dans une cornue d'argile réfractaire de forme cylindrique, servant à la distillation du charbon de terre, il plaça le cadavre d'un chien barbet du poids de 10 kilogrammes (noyé pour contravention aux ordonnances de police municipale sur la muselière).

L'appareil était chauffé par une couronne de flammes issues d'un tube circulaire perforé ; afin de rendre la combustion plus active, le gaz d'éclairage était mêlé à une certaine quantité d'air pur. La crémation dura plusieurs heures, produisant une fumée assez épaisse, à odeur de viande rôtie (1) ; après la carbonisation, le savant chimiste put obtenir une incinération complète, c'est-à-dire la calcination de toutes les parties solides du cadavre représentées par le poids de 850 grammes.

Ce premier essai prouve ainsi la possibilité de réduire en cendres le cadavre d'un animal avec les flammes du gaz d'éclairage. Le poids de la cendre représente environ le 1/12e du poids du corps.

Voici les résultats d'une deuxième expérience entreprise ces jours derniers dans le même établissement :

Le professeur Polli avait disposé la cornue verticale de manière à pouvoir brûler la fumée à sa sortie même du récipient.

(1) Il sera facile de brûler cette fumée en plaçant à l'orifice supérieur du creuset une seconde couronne de flammes. (Docteur Polli.)

Les conduits qui amenaient le gaz d'éclairage étaient disposés de manière à mieux favoriser son mélange avec l'air pur. Dans ces conditions, un gros chien du poids du 19 kilos fut incinéré au bout de deux heures, laissant un résidu de 973 grammes de cendres (1).

Le professeur P. Gorini, auteur d'un ouvrage très-important intitulé : *I vulcani sperimentali*, a procédé au mois de septembre, dans son laboratoire de Lodi, à des expériences les plus intéressantes, en présence d'une brillante réunion d'hommes du monde et de savants.

Il fait liquéfier dans deux creusets, à une température très-élevée, une matière dont il a gardé jusqu'ici le secret. Lorsque, après quelques instants, le liquide a atteint le degré d'ébullition nécessaire pour désagréger les tissus, même les plus résistants, il place dans le creuset une partie du corps humain (pied, jambe, cuisse, main, tête).

Dès que le membre a touché le liquide incandescent, il est enveloppé d'une flamme des plus vives ; puis, au bout de vingt minutes, il se trouve complétement détruit ; la partie volatile de ses principes organiques s'élève dans les nues sous forme de gaz, tandis que les principes fixes, calcinés et incinérés, restent au fond sous forme de cendres qui se déposent sur une toile métallique très-serrée (2).

L'œuvre de destruction s'accomplit rapidement et en silence, sans crépitation d'aucune sorte, sans odeur incommode.

Les gaz se répandent dans les airs pour aller féconder de nouveaux êtres ; les cendres sont rendues à la terre pour remplacer les bases métalliques qu'elle avait perdues.

Le professeur Brunetti a imaginé les appareils qu'il avait réunis dans une vitrine spéciale de l'Exposition universelle de Vienne, après s'être convaincu, par cinq expériences exécutées sur des cadavres humains (3) dans les circonstances les plus variées (combustibles divers, — cornues de gazomètre, — vases clos, — air libre), que « l'incinération totale des cadavres et la calcination complète des os, avec le feu, est impossible dans les conditions ordinaires. »

DESCRIPTION : 1° Fournaise (*forno*) en briques (ordinaires ou mieux réfractaires) figurant un parallélogramme, munie, sur ses parois, de dix ouvertures, afin de diminuer ou d'augmenter à volonté la circulation de l'air, et partant l'intensité du feu ; à sa partie supérieure est creusée une gouttière en tuiles destinée à recevoir :

2° Un grand cerceau en fer (*sostegno*) sur lequel viennent s'abattre :

3° Des volets cintrés en fonte, formant dôme (*riverberi*), pouvant être ouverts ou fermés au moyen de régulateurs, de manière à répercuter les flammes et à concentrer le calorique ;

4° Une large plaque métallique de peu d'épaisseur (*supporto*) sur laquelle repose le cadavre

---

(1) Notre excellent et savant confrère, le docteur Caffe, a publié dans son journal (*Journal des connaissances médicales*) plusieurs articles très-intéressants. Dernièrement il signalait l'idée d'un ingénieur, M. Rudler, qui propose de brûler les corps dans des cornues au moyen du gaz d'éclairage, et d'utiliser pour l'éclairage les gaz résultant de cette distillation.

(2) Les récipients ou creusets sont en argile ; la fournaise, formée de simples briques superposées (sans aucun ciment), est chauffée par le coke.

(3) Femme de 35 ans, du poids de 52 kil. 550 gram., réduite à 2 kil. 512 gram.
Homme de 45 ans, du poids de 43 kil. 100 gram., réduit à 1 kil. 294 gram.

fixé par de gros fils de fer. Ses dimensions sont calculées de manière à ménager la libre circulation de l'air lorsqu'elle est introduite dans la fournaise.

L'opération comprend trois périodes : l'embrasement du cadavre ; sa combustion spontanée ; l'incinération des parties molles et la calcination des os.

PREMIÈRE PÉRIODE : Demi-heure après avoir mis le feu à la pile de bois placée dans la fournaise commence l'inflammation du cadavre. Il se dégage pendant ce temps une quantité considérable de gaz, et c'est à ce moment qu'il est indispensable de manœuvrer les volets de fonte (*riverberi*).

DEUXIÈME PÉRIODE. — La combustion spontanée du cadavre qui se produit alors « impressionne toujours l'esprit et vous rend pensif. »

Si la pile de bois a été convenablement disposée, deux heures suffisent pour obtenir une carbonisation complète.

TROISIÈME PÉRIODE. — Après avoir ouvert les volets, on réunit, au moyen d'une palette à crochets, sur la plaque qui sert de support, la masse carbonisée ; puis on abaisse sur elle une nouvelle plaque de fonte (pour concentrer davantage la chaleur) : finalement, l'on renouvelle le combustible.

Au moyen de ces appareils (avec une dépense de 70 à 80 kilogrammes de bois), on obtient en deux heures une crémation complète (incinération des parties molles et calcination parfaite des os).

Lorsque la fournaise est refroidie, les cendres et les os sont recueillis et déposés dans des urnes funéraires.

La dernière expérience du professeur Brunetti a été faite sur un homme de 50 ans, mort à la suite d'une bronchite chronique.

Le poids du cadavre était de 51 kilogr. et son volume représenté par un cube de 35 centimètres d'arête.

Après l'opération, le poids était réduit à 1 kilogr. 770 grammes et l'arête du cube n'était plus que de 17 centimètres.

Quoique les trois procédés que je viens d'indiquer me paraissent répondre, d'une manière péremptoire, au programme de l'Institut lombard, je sais pertinemment que leurs auteurs espèrent y apporter de nouveaux perfectionnements.

VII

C'est ici le moment d'énoncer les principales objections qui ont été formulées contre cette pratique, et de les combattre sommairement par des raisons plausibles.

Celles que j'appellerai de sentiment tiennent à la répugnance de voir les dépouilles mortelles d'un homme brûler, à petit feu, sur un tas de bois, au milieu des charbons, avec lesquels ses restes viennent se mêler et se confondre.

Mais ne peut-on pas vaincre cette répugnance par les moyens qu'offre aujourd'hui la chimie pour carboniser et incinérer les corps dans des vases parfaitement disposés pour recueillir les résidus de l'opération?

Le docteur Rota (de Chiari) ne peut se faire « à cette pensée triste et décourageante d'une mère, d'un fils, d'un époux laissant brûler dans une cornue, par les mains d'un chimiste, voire même d'un employé des pompes funèbres, les dépouilles d'un fils, d'un père, d'une femme, que l'on a tendrement aimés. »

Si l'on adoptait cet usage, écrit ce champion des idées ultramontaines les plus accentuées, « je m'imposerais, dans les derniers jours de ma vie, l'obligation de me faire transporter dans un lointain village où n'existeraient ni chars funèbres, ni urnes, ni bûchers, ni cornues enflammées. »

Partisan devoué du libre arbitre, et de la liberté individuelle la plus absolue, je respecte l'opinion, toute sentimentale, de cet honorable confrère, mais je me permets de ne pas la partager.

Les écrivains trop orthodoxes qui l'ont condamnée parce qu'elle était contraire au verset biblique : « Vous mangerez votre pain à la sueur de votre visage jusqu'à ce que vous retourniez à la terre d'où vous avez été tiré, car vous êtes poussière, et vous retournerez en poussière (1), » se sont tenus plus à la lettre morte du texte qu'à sa pensée métaphysique et vivifiante.

Dans les versets de l'Ecclésiastique, de Job, de la Sagesse, de la Genèse, que je vais transcrire, la réduction en cendres des corps est rappelée comme une image de la caducité humaine :

« Le soleil contemple ce qu'il y a de plus élevé en haut des cieux, mais tous les hommes ne sont que terre et que cendre (2).

« Toute chair périrait en même temps, et tous les hommes retourneraient en cendres (3).

« Nous sommes nés comme à l'aventure, et après la mort nous serons comme si nous n'avions jamais été. La respiration est dans nos narines comme une fumée, et l'âme est comme une étincelle de feu qui remue notre cœur.

« Lorsqu'elle sera éteinte, notre corps sera réduit en cendres : l'esprit se dissipera comme un air subtil, notre vie disparaîtra comme une nuée qui passe, et s'évanouira comme un brouillard qui est passé en bas par les rayons du soleil (4).

(1) In sudore vultûs sui visceris pane, donec reverteris in terram de qua sumptus es ; quia pulvis es, et in pulverem reverteris. (Genèse, chap. III, vers. 19.)

(2) Virtutem altitudinis cœli ipse conspicit et omnes homines terra et cinis. (Ecclésiastique, chap. XVII, vers. 31.)

(3) Deficiet omnis caro simul et homo in cinerem revertetur. (Job, chap. XXXIV, vers. 15.)

(4) Quia ex nihilo nati sumus, et post hoc erimuo tanquam non fuerimus, quoniam fumus flatus est in naribus nostris, et sermo scintilla ad commovendum cor nostrum.
Quia extincta cinis erit corpus nostrum et spiritus diffunditur tanquam mollis aer et transibit vita nostra tanquam vertigium nubis, etc. (Sagesse, chap. II, vers. 2 et 3.)

« Abraham dit ensuite : Puisque j'ai commencé, je parlerai encore à mon Seigneur, quoique je ne sois que poudre et que cendre (1).

« Son cœur n'est que cendre (2).

« Pourquoi la terre et la cendre s'élèvent-elles d'orgueil ? » (3).

Pour expliquer comment le mot *cinis* est plus souvent employé que celui dè *pulvis*, il ne faut pas perdre de vue que les premiers Hébreux étaient imbus des principes de la civilisation égyptienne, et que, par conséquent, le *pulvis* était plus en opposition avec la méthode d'embaumement qu'avec celle de la crémation.

Le christianisme, et c'est là l'un de ses grands mérites, n'a jamais professé un culte superstitieux pour les cadavres ; il ne croit pas leur conservation indispensable, il ne s'oppose pas à ce qu'ils soient réduits en poussière. Ce qui le préoccupe le plus, c'est de protéger les dépouilles mortelles des défunts contre les profanations de toute sorte et contre les dispersions sacriléges.

VIII

Les objections que j'appellerai scientifiques ont été présentées par le docteur Amédée Latour et par le professeur Grandesso-Silvestri.

D'après vous, « si le système de la crémation des cadavres avait prévalu sur toute la terre depuis l'époque de Socrate seulement, il y aurait longtemps que l'humanité serait morte de froid par destruction et combustion de toute matière combustible. »

Du moment où par le fait de l'incinération les principes organiques du cadavre humain sont réduits en gaz qui s'élèvent dans l'atmosphère et en principes fixes, bases métalliques ou cendres pouvant servir d'engrais à la terre, je ne m'explique pas d'une manière satisfaisante la destruction complète de toute matière combustible.

Ayant interrogé sur ce point un chimiste distingué, voici la réponse que j'en ai reçue :

« L'objection de M. le docteur Latour pourrait peut-être avoir quelque raison d'être si l'on se reporte aux crémations des anciens, sur de grands bûchers de bois, mais les moyens perfectionnés que la science possède aujourd'hui sont de nature à éloigner de pareilles appréhensions. » (Docteur Polli.)

Le professeur O. Grandesso-Silvestri s'oppose à la crémation au nom de l'anthropologie et de la phrénologie :

« Les sépultures humaines, à partir des cavernes, des mammouths et des rennes, en descendant les siècles jusqu'aux six mille ans qui nous séparent des momies, et ainsi de suite dans la série des âges, nous ont tracé la chronologie du genre humain. Cette chronologie n'auraitelle pas disparu si l'incinération avait été toujours mise en usage ?

(1) Respondensque Abraham ait : Quia semel cœpi loquar ad Dominum meum cùm sim pulvis et cinis. (Genèse, chap. XVIII, vers. 27.)

(2) Cinis est enim cor ejus. (Sagesse, chap. XV, vers. 10.)

(3) Quid superbit terra et cinis. (Ecclésiastique, liv. IV, chap. X, vers. 9.)

« Cela conduit à considérer l'importance des restes organiques en rapport avec la lumière qu'ils ont répandue sur la géologie, les faunes et les flores.

« Et lorsqu'il s'agit de l'étude des races antéhistoriques par la phrénologie, n'est-il pas nécessaire de trouver dans les sépulcres les enseignements et les constatations indispensables ?

« Si la pratique de la crémation était généralisée, ceux qui viendraient après nous trouveraient incontestablement un vide fâcheux dans l'histoire et dans la science. »

En reproduisant cette note dans la *Gazette médicale des provinces vénitiennes,* le rédacteur en chef la fait suivre des réflexions suivantes :

« La science ne peut pas déclarer la guerre à la science ! Rien de plus facile que de donner pleine satisfaction aux anthropologistes et aux phrénologistes en garnissant leurs cabinets des échantillons et des types destinés à perpétuer les caractères précis des squelettes de notre époque et des époques successives.

« D'ailleurs, les arts modernes ne nous donnent-ils pas les moyens de fixer, d'une manière durable, et nos ressemblances et nos caractères dans l'échelle zoologique ?

« Au moyen de la sculpture, de la gravure, de la peinture, de l'imprimerie, de la photographie, les savants qui s'occupent de ces intéressantes études pourront toujours léguer aux âges futurs les plus reculés les éléments d'une conviction sérieuse et parfaitement déterminée. »

IX

L'objection qui me paraît la plus péremptoire est fournie par la médecine légale.

La crémation enlève la possibilité des exhumations, c'est-à-dire des investigations que réclame la justice après la mort, dans les cas de crimes.

Pour la combattre, le professeur Coletti se demande d'abord si la santé de populations entières ne doit pas passer avant l'impunité qui pourrait résulter dans un cas exceptionnel pour un coupable.

Les docteurs Polli et Castiglioni se joignent à lui pour démontrer que le procédé de l'incinération procurerait à la justice pénale des résultats incomparablement supérieurs à ceux fournis par les ressources de l'exhumation actuelle.

Seulement, tous les trois sont unanimes pour reconnaître la nécessité d'établir un mode de constatation de décès plus sérieux, plus scientifique, pouvant avoir le double avantage d'éloigner les dangers d'erreurs dans les cas de mort apparente, et de fournir des matériaux intéressants à l'anatomie pathologique.

Je partage complétement cette manière de voir, en me plaçant sous l'égide de la maxime tutélaire : *Salus populi suprema lex esto.*

Deux autres objections sont tirées, et du trop grand espace nécessaire pour abriter les urnes et de la forte dépense de l'opération.

Le pieux usage de conserver dans des urnes funéraires les cendres des parents est ainsi apprécié par vous :

« Supposez où en serait aujourd'hui une famille qui, depuis Jésus-Christ, aurait conservé les cendres de tous ses aïeux. L'immensité du Louvre réuni aux Tuileries ne suffirait pas au logement des urnes funéraires d'une seule famille. »

Le professeur Castiglioni a combattu votre objection, devant le Congrès de Florence, par des calculs arithmétiques.

Il me semble que, d'une part, vous supposez des urnes de grande dimension, et que, de l'autre, vous ne tenez pas compte de la matière première de ces urnes mêmes et des injures qu'elles recevront du *Tempus edax*.

« Il ne faudra pas beaucoup d'espace, écrit le docteur G. Pini dans la *Gazette de Milan*, pour placer les urnes qui contiennent les cendres de nos ancêtres.

« Nos pères couvraient de sépulcres les voies publiques, et le respect de la tombe n'en était pas moins sacré.

« On voit à Pompeï une longue et vaste rue, sur les côtés de laquelle s'étagent des urnes funéraires. Sous cet aspect, la mort est moins triste, moins dur est le divorce des vivants avec les trépassés.

« Si quelqu'un, jaloux des cendres de ceux qui lui ont été le plus chers, voulait les mettre à l'abri des regards des profanes et les soustraire aux injures du temps, ne pourrait-il pas les cacher sous le toit domestique ?

« De toutes les religions, la plus poétique sera celle qui pourra substituer aux images my-thologiques le culte des morts, les vrais pénates de la maison et de la famille. »

L'on s'est beaucoup exagéré le taux de la dépense que nécessite l'incinération complète d'un cadavre.

Sans doute, avec le procédé des bûchers en usage chez les Grecs et chez les Troyens, il faudrait employer des quantités considérables de bois et de matières résineuses et inflam-mables ; mais avec les ressources de la chimie moderne, l'on arrivera à une dépense abordable même pour les pauvres.

Ce sont là d'ailleurs des circonstances accessoires, des détails qui seront facilement résolus par la pratique journalière de la méthode.

Le gaz d'éclairage employé par le docteur Polli, à Milan, ne coûte pas très-cher, et ce savant chimiste se propose de fixer, dans une troisième expérience, et la quantité de gaz nécessaire pour obtenir l'incinération complète d'un chien de taille ordinaire, et la dépense afférente à l'opération.

Le procédé du professeur Gorini exigerait, pour la combustion d'un seul cadavre, une somme assez élevée (60 à 70 francs environ), parce qu'il faut employer beaucoup de combustible pour porter à l'état de fusion la matière qui doit amener la crémation. Mais une fois que cette haute température se trouve atteinte, la matière en fusion peut servir à la destruction de plusieurs corps. La dépense diminuera de la sorte en raison du nombre des morts, de manière que si on en brûle une dizaine dans la même période, l'on réduit la dépense à 6 ou 7 francs.

X

Tous les auteurs qui se sont occupés de la réforme actuelle sont unanimes pour reconnaître la nécessité de respecter tout d'abord le libre arbitre des citoyens. Avant tout, elle sera facultative, et toujours chacun pourra donner la préférence à l'une des deux méthodes, l'ensevelissement ou la crémation. Pour atteindre plus facilement le but, il est indispensable d'introduire dans le nouveau Code sanitaire, à l'étude dans l'une des commissions du Sénat du royaume, un paragraphe autorisant d'autres modes d'inhumation différents de ceux dont on se sert habituellement, sous la condition expresse d'obtenir préalablement l'autorisation du Conseil supérieur de santé.

Les municipalités de Milan et de Padoue, ayant compris aussi que l'initiative des modifications à introduire dans les us et coutumes du pays leur appartenait tout entière, se sont empressées de mettre la question à l'ordre du jour de leurs délibérations.

Enfin, dans une des villes principales d'Italie, un haut personnage a affecté, par disposition testamentaire, une somme de 10,000 fr. pour la crémation de son cadavre, espérant que, à l'époque de son décès, la loi ne s'opposera pas à la réalisation de ses vœux.

XI

Laissez-moi, très-honoré rédacteur en chef, résumer cette longue lettre en rappelant les étapes parcourues en Italie par cette importante réforme de la crémation, dans la voie du progrès, de la liberté et de la civilisation.

— Mouvement scientifique des plus accentués par la publication de mémoires importants, d'articles de journaux du plus haut intérêt.

— Vote unanime des membres des Congrès médicaux de Florence et de Rome.

— Encouragements de l'Institut lombard par son programme du prix Secco-Comneno.

— Études au sein du Conseil municipal de Milan ; propositions au Sénat pour modifier le Code sanitaire du royaume, en y introduisant la faculté de la crémation.

— Expériences précises et très-concluantes des professeurs Polli, Gorini et Brunetti.

En finissant, je suis heureux de rappeler les éloquentes péroraisons de deux des plus remarquables travaux sur la matière :

« Revenons aux rites antiques de la crémation, s'écrie J.-B. Ayr. Brûlons dans l'homme ce qui est putrescible, et conservons comme un monument durable ses froides cendres dans une urne d'or. Le cadavre purifié par une flamme immaculée sera plus cher aux hommes, à Dieu et à la religion ! »

Le savant recteur de l'Université de Padoue, le professeur Coletti, terminait le premier mémoire qu'il a publié, dès 1857, par cette pensée que je prendrais volontiers pour épigraphe :

« L'homme doit disparaître et non pourrir ; il ne doit pas plus se transformer en un amas de pourriture, sources d'exhalaisons immondes et nuisibles, qu'en une momie grotesque, mélange informe de goudrons, de résines et de parfums.

« L'homme doit devenir une poignée de cendres, et rien de plus !! »

Dr Prosper DE PIETRA SANTA.

P. S. Pendant que le professeur Du-Jardin faisait, à Gênes, une conférence très-étudiée en faveur de la crémation, le professeur Zinno (de Naples) la combattait avec passion au nom de l'économie politique, de l'hygiène et de la civilisation !!

Je n'ai trouvé aucune objection nouvelle dans ce travail, véritable apologie des procédés d'embaumement.

PARIS. — Typographie FÉLIX MALTESTE et Cⁱᵉ, rue des Deux-Portes-Saint-Sauveur, 22.

www.ingramcontent.com/pod-product-compliance
Lightning Source LLC
LaVergne TN
LVHW011501170726
843501LV00009B/3544